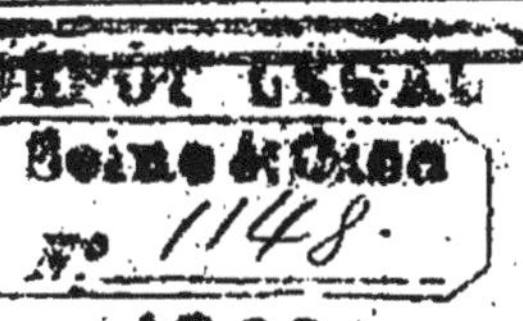

NOUVEAU

TRÉSOR DE LA SANTÉ

MOYEN SIMPLE ET INFAILLIBLE

DE SE PRÉSERVER ET DE SE GUÉRIR SOI-MÊME

D'UNE FOULE DE MALADIES

Par le Docteur N.-L.-T. DUMONT

PARIS
CHEZ L'AUTEUR, RUE ROCHECHOUART, 84

1863

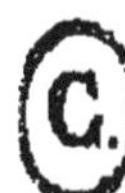

OUVRAGES DU MÊME AUTEUR

1° La vraie médecine exposée aux gens du monde. Prix : 1 fr

2° Propriétés médicinales des plantes indigènes, avec leur *application dans le traitement de toutes les maladies*. Prix : 1 fr.

3° Guide pratique, pour traiter et guérir soi-même (sans mercure, copahu ni cubèbe) les maladies vénériennes ou contagieuses. Prix 2 fr.

4° Véritable hygiène des cheveux et du cuir chevelu, suivie d'un *précis d'hygiène dentaire*. Prix : 1 fr.

SUJETS TRAITÉS DANS CE DERNIER LIVRE

Avant-propos. — Motifs philanthropiques de ce livre sur l'higiène des cheveux et du cuir chevelu.

I. — Précieux avantages des cheveux.

II. — Coutumes des peuples relativement à la chevelure.

III. — Utiles et curieux résultats de l'analyse chimique et anatomique des cheveux.

IV. — Fonctions physiologiques des cheveux dans l'économie animale.

V. — Maladies principales des cheveux et du cuir chevelu : le trichoma, l'eczéma, le psoriasis, le pityriasis, la calvitie, l'alopécie et la canitie.

VI. — Influences de la toilette sur le système pileux, et graves dangers de l'emploi de certains cosmétiques.

VII. — Pommade anticalvitique, spécifique tout-puissant pour conserver indéfiniment les cheveux et le cuir chevelu dans leur plus parfait état de vitalité et de beauté.

VIII. — Composition et préparation de la pommade anticalvitique, avec ses diverses applications et la manière de s'en servir.

Imprimede L. TOINON et Cie, à Saint-Germain.

NOUVEAU

TRÉSOR DE LA SANTÉ

I.

TOUT, A NOTRE ÉPOQUE, EST AUX GRANDES INVENTIONS.

Quel siècle que le XIXe siècle ! Que de mouvements, que de soucis fiévreux pour ajouter, chaque matin, aux miracles de la veille, cent autres créations nouvelles, qui promettent, chacune à leur manière, des prospérités et un bonheur inconnu jusqu'à nous !

A voir, en effet, ce qui se passe dans les arts, dans l'industrie, qui ne devine, qui ne se dit que tout sera bientôt au grand complet, pour rétablir le monde dans les surprises, dans les charmes et dans les douceurs de l'*âge d'or ?*

II.

LE PLUS INTÉRESSANT ET LE PLUS UTILE DES PROGRÈS.

Le panorama de nos inventions est vraiment plein d'enchantements, plein de promesses et d'espérances qi doivent faire bien des heureux.

Mais, en y regardant de près, la multitude ne s'y trompe pas ; elle sait fort bien que, malgré tant de nouvelles sources de richesses et de bonheur, le plus petit nombre gardera le privilége du lion, et aura toujours la meilleure part dans les faveurs de nos progrès scientifiques et industriels.

D'un autre côté, pour ceux qui souffrent ou qui s'en vont, fussent-ils vingt fois millionnaires, qu'est-ce qu'un peu plus d'or? qu'est-ce pour eux que des palais somptueux et que des tables de Lucullus? Qu'importe à ces infortunés qu'on voyage à vol d'oiseau; qu'on se parle d'un pôle à l'autre, comme au coin de sa cheminée; qu'on lise aux astres, en 1862, mieux qu'aux siècles d'*Auguste* et de *Périclès*, et qu'après avoir surpris tous les secrets de la nature, le génie de l'homme en ait tiré des monuments, ou des chefs-d'œuvre qui font pâlir les merveilles les plus célèbres des âges passés? Encore faut-il vivre et se bien porter pour profiter et pour jouir de si belles fortunes.

Eh bien! millionnaire ou non, est-on d'une constitution délicate, pourvu d'organes maladifs, l'esclave et le martyr de l'un ou de l'autre de ces mille maux, qui, sans trêve ni merci, poursuivent le riche et le pauvre, à la ville comme aux champs? Alors, c'est évident, ces victimes sont fatalement condamnées au supplice de Tantale, et adieu, pour elles, aux félicités qui les entourent!

De là, ce grand cri de l'humanité souffrante: de la *santé*, de la *santé* et une *longue vie!* voilà le vrai progrès digne de tout applaudissement; car ce progrès-là, portant en main les conditions naturelles du bonheur de l'homme, ce progrès-là seul peut délivrer les humains des plus inévitables découragements de leur mystérieuse destinée.

III.

LE MÉDECIN DE NOTRE TEMPS.

Mais, se dit-on, où sont les découvertes et les œuvres

d'un pareil progrès? où brillent les lumières de sa science certaine, et qui connaît les cures de ses panacées toutes-puissantes?

Ce qui signifie peut-être que, quand tout marche autour de nous, et court, à tire d'aile, aux plus utiles progrès des sociétés humaines, la science par excellence, la science qui a le soin de notre santé, et la garde de notre vie, dormirait, seule, dans les ténèbres des routines les plus impuissantes. Vaines rêveries, que des soupçons de cette nature; et leurs accusations ne sont que le misérable écho de l'ignorance, ou de la mauvaise foi; car les faits contraires sont là, multipliés à l'infini, solennels, éclatants, aussi positifs que la lumière, pour prouver aux amis comme aux ennemis, que, loin de dormir, la science du médecin, par le nombre, par la nature et par la haute importance de ses découvertes et de ses services, tient une première place parmi les institutions les plus essentiellement favorables aux plus chers intérêts de l'humanité.

Pour s'en convaincre et s'assurer de ce que sait et de ce que peut la science moderne de la médecine, il suffit de songer aux immenses travaux de nos cliniques, aux glorieux enseignements des Académies de médecine, et surtout aux prodigieuses richesses, soit de notre bibliothèque médicale, soit de nos musées d'anatomie et d'histoire naturelle. Non, dès qu'il s'agit des progrès et de l'honneur de sa profession, non, le médecin ne dort pas, il ne dort jamais.

En doute-t-on? qu'on nous montre dans quelle autre carrière libérale il y a plus d'études sérieuses, plus de veilles prolongées, plus d'énergie et plus d'héroïque abnégation que dans l'ensemble du corps médical! Cherchez, cherchez ces meilleurs amis de l'humanité, et, soyez-en sûrs, ou ils seront, en rudes labeurs, au chevet du lit de leurs malades, ou vous les retrouverez plus d'ordinaire qu'ensevelis entre les quatre murs de leur cabinet, blanchissant sur quelque pénible chapitre des misères humaines.

Là, dans le recueillement d'une conscience honnête et tout émue, les entendez-vous débattre et décider les questions de vie ou de mort de leurs semblables ? mettre au grand jour les merveilles si multiples, si compliquées, si délicates du corps humain ? Interrogeant toute la nature, et voulant en savoir le dernier mot, pour être le plus utile possible à l'homme des champs ou de la cité; ne laissant rien d'incertain, rien de perdu, ni dans cette masse de débris arrachés aux entrailles de la terre, ni dans la collection de ces plantes innombrables qui en recouvrent la surface ; se rendant compte des qualités ou des défauts des substances qui nous nourrissent, de l'aïr qui nous vivifie, des rayons du soleil qui nous échauffent, et aussi de ces nues qui se promènent sur nos têtes, avec la foudre, les pluies, les neiges, les froids, ces perpétuels ennemis du bien-être de l'homme ; et après avoir tout vu, tout scruté, ou tout soumis aux plus sévères épreuves du scalpel, du creuset, de l'alambic et du microscope, que manquerait-il à ces observateurs infatigables pour dicter les lois et prescrire les règles et les ordonnances qui doivent garantir aux humains leur meilleure santé et leur plus longue vie ?

Oui, voilà le médecin de notre temps, le voilà avec ses progrès et ses découvertes ; et quel autre homme public réunit de plus honorables titres à l'estime et à la reconnaissance de ses semblables ?

C'est dans cette glorieuse phalange de braves travailleurs que j'ai moi-même voulu avoir ma place.

N'a-t-on pas dit, de tout temps, que chaque nouveau remède était un trésor sans prix pour l'humanité souffrante ? La *Brosse électro-magnétique* mérite, sans contredit, tous les encouragements d'une si haute distinction ; car cette *Brosse* possède les propriétés curatives les plus souveraines pour être un des agents les plus puissants de l'hygiène, et triompher, comme en se jouant, d'une foule de maladies trop souvent incurables par les remèdes de la médecine ordinaire.

IV.

DES FRICTIONS ET DE LEURS DIFFÉRENTES ESPÈCES.

Point de mystère, ni dans la raison scientifique, ni dans les phénomènes hygiéniques et curatifs de la *Brosse électro-magnétique.*

Cette *Brosse* n'impose que des *frictions*, et, à cette condition si bien appropriée aux besoins et aux bons plaisirs de tous, voilà le calme, le repos, le bien-être rétablis partout où jusque-là on ne connaissait que les agitations, que les souffrances, que les angoisses de la vie.

Des frictions, c'est clair et tout aussi efficace que commode ; mais pour un public entièrement étranger à ce mode de préservation et de curation, qu'est-ce que les frictions, et que valent-elles pour nous conserver ou pour nous rendre les joies d'une bonne santé ?

Les frictions ne sont que des exercices qui ont pour but d'exciter les diverses fonctions de la peau, et par là de produire les plus salutaires effets dans tout l'organisme.

Aussi, l'hygiène et la médecine conviennent également qu'il y a toujours eu grand profit à retirer du fréquent usage des frictions, soit en état de santé, soit en état de maladie.

Sans doute, dans ce dernier cas, de simples frictions pouvaient, plus d'une fois, ne pas suffire pour avoir raison des troubles, ou des désordres qu'il fallait combattre. Alors on associait aux frictions, pour être appliqué à la peau, le remède de circonstance le plus convenable, et l'on avait toujours à s'applaudir de la double influence de ces frictions médicamenteuses.

Mais après la découverte de l'électricité, le médecin comprit bientôt tout ce qu'il avait à puiser là de secours inespérés pour accroître les chances de l'art de guérir, et, cette fois, sans le concours obligé de tout autre remède.

Que ne pas attendre, en effet, de ce principe indomptable qui ne sait se manifester que par des effets inouïs? Qui, quand rien ne gêne et ne modifie sa liberté d'action, soulève les montagnes et pulvérise les monuments des hommes; de ce mystérieux fluide qui se retrouve partout, qui conserve et anime tout, qui assimile ou désorganise tout, et qui, touchant aux sources mêmes de notre vie organique, peut en constituer les bonnes ou les mauvaises conditions; évidemment il y avait là des gages assurés d'un auxiliaire tout-puissant pour venir en aide aux sollicitudes de tout habile praticien. La *Brosse électro-magnétique* va, à sa manière, en faire les preuves les plus irrécusables et les plus encourageantes.

Toutefois, pour avoir la mesure des nouveaux avantages que nous avons à espérer des frictions de cette *Brosse*, rendons-nous un juste compte de l'importance et de l'utilité des frictions simples et médicamenteuses, et pour cela, interrogeons la nature, consultons la tradition des siècles et écoutons les leçons des maîtres.

V.

DES FRICTIONS SIMPLES ET NATURELLES.

Éprouvons-nous, en effet, quelque engourdissement

musculaire, des tiraillements dans les bras et dans les jambes, une irritation, une sensibilité désagréable, un malaise quelconque, au dedans ou au dehors de l'organisme? Que se passe-t-il en nous, et que faisons-nous? à l'instant, la main de l'enfant, ou de l'homme se porte à l'endroit endolori, en presse les chairs, y glisse ses doigts, et prolonge cette friction naturelle jusqu'à délivrance de tout ce qui gêne.

Cette pratique, qui est également familière aux sauvages, n'est pas moins commune parmi les animaux eux-mêmes. Quand ceux-ci quittent leur harnais, ne les voit-on pas d'ordinaire se rouler à terre, ou courir se frotter vigoureusement contre les murs, ou contre les arbres?

Les autres, qui restent toujours maîtres de leurs mouvements, ne s'occupent sans cesse, avec leur bec ou leurs ongles, avec leur langue ou leurs dents, qu'à masser, ou à frictionner l'un ou l'autre de leurs membres. C'est qu'il y a là des ennemis importuns qu'on déloge, ou des impressions salutaires qu'on se procure.

Il n'est pas même rare de voir les animaux, à l'aide seule de leurs frictions salivaires, se guérir de plaies très-graves qui eussent mis en défaut toute la thérapeutique des plus habiles praticiens.

Que conclure de là? sinon qu'en répondant toujours si juste au cri de la nature qui souffre, les frictions ne sont plus, dans tout être organisé, que l'expression rationnelle de quelqu'un de ses plus impérieux instincts de conservation.

Aussi, tout prouve que les frictions durent être le premier remède appliqué aux premières douleurs de l'homme. Et n'est-ce pas pour cela que, dès l'origine des temps, on retrouve les frictions en si grande estime, sous toutes les températures et chez tous les peuples primitifs ?

Comment nier, par exemple, que, pendant une longue suite de siècles, les frictions, d'ordinaire huilées et parfumées, les bains, puis quelques simples et l'hygiène, ont, seuls, composé toute la science et tout le codex de l'ancienne médecine? Bien faible bagage, il est vrai, pour parer à tant de maux qui affligent l'humanité. Et cependant c'est vers ces âges déjà si vieux, qu'il faut remonter, pour compter des générations incomparables par le nombre, par les forces herculéennes et par leur longue vie. Témoins les armées fabuleuses des Romains, des Grecs, des Perses qui, durant sept à huit cents ans, ont successivement conquis le monde connu d'alors ; témoins encore ces nuées de barbares, qui, au moyen âge, se ruèrent sur notre Europe occidentale, et, pendant trois cents ans, en bouleversèrent de fond en comble toute la surface.

L'histoire même garde plus d'un nom privé de ceux qui durent une longue vie au bienfaisant régime des frictions. Ne citons qu'Hérodicus, médecin grec, qui, malgré une constitution délicate et toujours valétudinaire, n'en parvint pas moins, au dire de Platon, à une vieillesse très-heureuse et très-avancée, grâce aux frictions et à la gymnastique.

L'exemple étant bon, méritait d'avoir des imitateurs; et, en effet, grand nombre de contemporains d'Hérodicus, tous aussi faibles que lui, usèrent du même régime et vécurent tous très-vieux.

Platon seul, dit-on, crut devoir se plaindre du pernicieux exemple, parce que, dans la balance de la philosophie de Platon, les natures imparfaites étant plus nuisibles qu'utiles à la chose publique, le célèbre philosophe était d'avis que des citoyens souffreteux ne pouvaient s'en aller trop tôt.

Comme rien d'essentiel ne change dans l'organisme, et que ses imperfections ou ses maladies et leur vrai remède demeurent toujours les mêmes, ne soyons donc pas surpris si les modernes, à leur tour, considèrent encore les *frictions* comme l'une des plus précieuses ressources de l'art de guérir.

Tous les auteurs s'accordent à dire que l'emploi des frictions détermine dans l'économie animale une disposition, un ordre, une harmonie accompagnées des plus agréables sensations et dont difficilement on se ferait une idée. La peau devient plus souple, plus délicate et procure un bien-être qui donne à l'existence un charme tout nouveau. A la fatigue que l'on éprouvait, succède un sentiment de légèreté qui rend propre à tous les exercices du corps ; les muscles, revenus à leur contractilité naturelle, agissent avec plus de facilité et d'énergie ; on croirait que le sang coule plus largement dans les vaisseaux qui le contiennent ; les forces physiques sont augmentées ; les fonctions du cerveau, si souvent modifiées par celles-ci, y puisent bientôt un surcroît d'activité remarquable ; l'imagination se développe et toutes les images du dehors et les émotions du dedans se présentent sous les plus vives couleurs.

Partout, à la suite des frictions, il se manifeste un ensemble d'entrain et de satisfaction qui doublent la vie et en rendent les jouissances mille fois plus douces.

Les auteurs du *Dictionnaire des sciences médicales* pensent même que l'usage des frictions est une des causes de l'absence de la goutte chez les Orientaux.

Nos voisins d'outre-mer, les Anglais, toujours si soucieux du confortable et si empressés d'user de tout ce qui leur présente des chances de bonne santé ou de jouissance, font un grand usage des frictions, qu'ils accomplissent souvent avec des gants de crin. Peut-être ce traitement ou cette hygiène convient-il mieux à des épidermes britanniques que français; mais, pour jouir du bénéfice des frictions, il n'est pas nécessaire de s'écorcher.

La théorie, comme l'expérience, vantent donc justement l'efficacité des frictions; et, pour en contester les avantages, autant vaudrait nier le jour en plein midi; car cent fois de simples frictions suffisent pour prodiguer à l'homme, même en état de santé, de ces services que ne lui rendraient pas les spécifiques les mieux illustrés, ou les drogues le plus à la mode.

VI.

DES FRICTIONS MÉDICAMENTEUSES.

Le médecin n'avait garde de perdre une si belle occasion de faire tourner au profit de son art un moyen qui lui promettait les plus puissants secours pour réparer très-souvent les désordres les plus décourageants de l'organisme.

C'est qu'en maintes circonstances ce ne sont pas les remèdes qui manquent à la science et à l'expérience du médecin, mais bien la possibilité d'arriver jusqu'au mal, et de lui appliquer le traitement qui doit le mieux en détruire les funestes influences.

Quand, par exemple, en présence de telles ou telles graves affections, l'estomac, les intestins, d'autres organes, ou l'état du sang et des humeurs, repoussent invinciblement toute espèce de médicament, ou quand, après l'absorption des produits de la pharmacie, au lieu de soulagements, les accidents se multiplient, les plaies s'aggravent, les forces se débilitent et les tourments deviennent sans mesure, quel parti prendre pour échapper aux fâcheuses suites d'aussi implacables fatalités ?

La nature même a résolu cette question suprême

en enseignant au médecin que, quand, au dedans de ses malades, tout se soustrait à l'action bienfaisante de ses remèdes, rien n'est encore perdu, puisque, pour combattre le mal et sauver ses victimes, il reste la précieuse ressource de cette grande surface, de ce vaste organe extérieur qui s'appelle la peau.

Et, en effet, les irrégularités dans la formation du sang, et la mauvaise constitution des humeurs qui en est la conséquence, ne se reflètent-elles pas à la peau, comme le prouvent la chlorose (pâles couleurs) et la maladie scrofuleuse (humeurs froides)? Dans l'une ou l'autre des affections cutanées si multiples, ne lit-on pas les signes, les effets de la rougeole, de la scarlatine, de la variole, des troubles de la digestion, des affections du foie (jaunisse) ou des reins, des lésions intestinales, des maladies aiguës ou chroniques des organes internes? Les conséquences de ce diagnostic naturel se touchaient au doigt, et, pour tout observateur judicieux, l'emploi des frictions, associées à des médicaments convenables, ne pouvait plus être qu'un traitement aussi rationnel que salutaire, toutes les fois que les maladies auraient leur siége dans les organes sur lesquels les frictions exerceraient une influence directe.

Partout, les succès de l'expérience réalisèrent d'aussi douces espérances, et personne ne douta plus qu'à l'aide de frictions, opérées dans des circonstances opportunes, on pouvait non-seulement modifier, mais guérir des affections et des infirmités, telles que les *dartres* ou maladies de la *peau*, l'*éléphantiasis* des *Grecs* et des *Arabes*, les engorgements chroniques de la *peau* et des tissus *cellulaires* subjacents, le *rhumatisme*, la *goutte*, les contractions spasmodiques des *muscles*, et peut-être le *tétanos*, la *paralysie* qui n'a pas sa source dans une lésion cérébrale, la faiblesse ou la roideur des articulations, la fausse *ankylose*, le *rachitisme*, les maux de reins, le *carreau* des enfants, l'*aménorrhée*, etc., etc.

Ce n'est pas d'hier que datent ces doctrines et cette pratique médicales.

Hippocrate, ce père de la médecine, dont le génie semble avoir deviné tous les plus essentiels secrets de l'art de guérir, a formulé cette sentence des plus remarquables : « Il est très-avantageux pour le médecin de connaître le parti qu'il peut tirer d'un grand nombre de moyens et principalement des *frictions*. « *Multarum rerum peritum esse medicum expedit et non minus frictionis.* »

Aussi, depuis Hippocrate jusqu'à nous, tous les meilleurs maîtres ont laissé dans l'histoire de la médecine les preuves irrécusables des glorieux succès qu'ils durent aux remèdes appliqués à l'extérieur par le moyen des frictions.

Asclépiade, *Galien*, *Boerhave*, *Spallanzini*, *Botta*, etc., se livrèrent, à divers intervalles, à une foule d'expériences sur les propriétés des frictions médicamenteuses, et toujours avec des découvertes de nouvelles chances de guérison.

De notre temps, *Alibert*, *Duméril* et *Pinel* ont reconnu l'action diurétique, purgative et fébrifuge d'un grand nombre de médicaments appliqués à l'extérieur.

Mais aucun médecin ne s'est plus occupé des frictions médicamenteuses que le docteur Chrestien de Montpellier. Il déclare les avoir opposées à un grand nombre de maladies, et jamais sans les plus heureux résultats. Sur quoi *Barthez* lui écrivait : « Je me trouve de plus en plus confirmé dans mon opinion sur l'utilité singulière que votre méthode doit avoir dans beaucoup de cas difficiles où les remèdes internes ne réussissent qu'imparfaitement ou ne produisent aucun effet. »

Le célèbre *Corvisart* partageait les mêmes convictions, et il a souvent employé, avec les meilleurs résultats, la percussion frictionnante pour soulager les maladies organiques du cœur, de la poitrine, du foie et des reins.

Pendant les convalescences, pour tonifier les organes et relever les forces abattues, ce praticien recommandable était d'avis qu'il n'y avait pas de méthode plus puissante et plus efficace que le fréquent usage des frictions: « Cette action tonique extérieure, disait-il, est bien préférable au vin de Bordeaux et de Malaga, qui n'agissent dans l'estomac que d'une manière sympathique sur l'organisme. »

Cent autres maîtres ou praticiens, non moins renommés, en ne consultant que les faits de leur propre expérience, tenaient pour incontestable que, dans un grand nombre de maladies, comme, par exemple, dans la plupart des affections des systèmes lymphatique et cellulaire, l'emploi des frictions médicamenteuses réussissait toujours mieux que les méthodes de traitement ordinaire.

Mais, dans cette médecine, il y avait nécessité de recourir à des essences, à l'opium, à l'or, à telles autres substances inconnues du public, et dont l'emploi ne pouvait être favorable ou sans danger que sous l'œil du médecin.

L'intervention de ce dernier restait toujours indispensable.

Aujourd'hui, c'est différent; le malade veut qu'on le guérisse vite, et sans sujétion d'aucune sorte, *tuto, cito et jucunde*.

La *Brosse électro-magnétique* répond à toutes ces exigences.

VII.

DE LA BROSSE ÉLECTRO-MAGNÉTIQUE ET DES VERTUS SOUVERAINES DE SES FRICTIONS.

La *Brosse électro-magnétique*, d'une forme très-simple, mais gracieuse, ne semble pas, à première vue, se distinguer des brosses ordinaires.

Rien n'y vise à l'effet, et tout n'y est réuni que pour sa plus parfaite utilité.

Destinée à des frictions d'une grande puissance physiologique, et à suppléer, avec d'incontestables avantages, soit les anciennes frictions médicamenteuses, soit les divers modes actuels de l'application de l'électricité aux maladies de l'homme, la *Brosse électro-magnétique* devait avoir ses éléments propres et ses procédés spéciaux, et ni les soies trop roides des autres brosses, ni les fils métalliques de tous les appareils électriques, sans exception, ne pouvaient plus convenir à ses usages particuliers.

Cette *Brosse*, unique dans ses combinaisons, remplit notre but, aux conditions suivantes : 1o ses pinceaux, au lieu d'être de crin ou de métal, qui blessent trop souvent l'épiderme, ou causent d'ordinaire un sentiment de douleur des plus vives, sont d'étoffes ; 2o par suite de préparations chimiques très-délicates, cette étoffe se trouve imprégnée d'une notable surabondance d'électricité, qui ne se développe que dans l'exercice même des frictions, et leur communique des propriétés curatives les plus inespérées.

S'agit-il, par exemple, de rhumatisme, voyez à l'œuvre la *Brosse électro-magnétique* ; elle n'accomplit, sur les membres souffrants, que des frictions, mais des frictions qui, puissamment fécondées par l'électricité, augmentent la chaleur naturelle, rétablissent la transpiration, régularisent la circulation du sang et du fluide nerveux, dégagent les articulations, modèrent la violence des attaques, écartent l'insomnie, calment les douleurs et finissent, plus ou moins promptement, par détruire le mal jusque dans son germe.

N'est-ce pas là de la science positive à la portée de

tout le monde ; et quand chaque infirme qui en recueille les bienfaits rend témoignage à ses œuvres toutes-puissantes, qui voudrait ne pas y croire ? Ce patient guéri ou soulagé n'est-il pas le meilleur juge des services qui lui sont rendus, et des propriétés souveraines de l'instrument qui les lui a assurés ?

Ab uno disce omnes : d'après ce qui se passe dans la cure des rhumatismes et de la goutte, tenez pour certain qu'avec la *Brosse électro-magnétique*, les mêmes phénomènes physiologiques auront lieu et produiront les mêmes effets dans le traitement d'une foule d'autres infirmités, telles que : les *paralysies locales*, la *faiblesse de la colonne vertébrale*, les *embarras gastriques*, l'*hypocondrie*, l'*hystérie* et les *dérangements menstruels des femmes*, les *affections hémorroïdales*, les *varices*, les *contusions*, les *courbatures*, les *sciatiques*, les *fièvres nerveuses* et *intermittentes*, les *congestions organiques*, les *engorgements des viscères de l'abdomen*, les *coliques*, les *constipations opiniâtres*, la *rétention d'urine* l'*hydropisie* et les *maladies du cœur*, de la *poitrine* l'*épilepsie*, la *chorée* (ou danse de Saint-Guy), les *convulsions*, la *scrofule*, la *calvitie*, la *faiblesse* et toutes les espèces de *névralgies*. L'emploi de la *Brosse électro-magnétique* n'est pas moins efficace dans les *accouchements laborieux*, pour exciter les contractions de l'utérus ; les frictions de cette *Brosse* ont aussi la propriété merveilleuse d'attirer au dehors de l'économie, tout virus contagieux, ou tout principe vénéneux provenant de préparations mercurielle, de plomb, d'iode, etc., qui auraient été absorbés dans l'organisme, soit à la suite de tel traitement, soit par l'usage de cosmétiques dépositaires de l'un et de l'autre de ces poisons. Enfin, rien de plus souverain que ces frictions pour combattre une foule de malaises vagues, incompris, qui, sans maladie caractérisée, ne sont pas moins une source incessante de désolation pour une multitude de patients ; toutes ces infirmités soumises à l'épreuve, à l'action de la *Brosse électro-magnétique*, perdent bientôt les influences de leur mauvaise nature, et ne tardent pas à disparaître sans retour.

Quelque nombreux et salutaires que soient les services de la *Brosse électro-magnétique*, cette *Brosse* n'a pas la prétention de remplacer la médecine, et dès lors d'exclure tout recours à quelque autre supplément de médication que le médecin jugerait utile ou nécessaire. Qu'on guérisse, aux moindres frais, qu'on guérisse le plus vite possible, voilà ce qui va aux malades.

Eh bien ! neuf fois sur dix, la *Brosse électro-magnétique* suffira seule, avec ses frictions (comme nous le démontre, chaque jour, une expérience de plusieurs années), pour nous assurer, en mille cas, les plus promptes et les plus heureuses guérisons.

Ce témoignage ne saurait plus rien avoir de hasardé, rien d'exagéré, si l'on songe à la puissance des frictions de la *Brosse électro-magnétique*. Ne sont-elles pas un foyer d'électricité ? Or, qui serait en droit de déterminer ou de limiter le mystérieux empire que ce fluide, sans égal, peut avoir sur notre organisme ? A le considérer dans la nue, n'est-il pas la foudre ? Dans l'espace, n'est-ce pas la lumière, la chaleur, le mouvement perpétuel ? Et en nous, qui sait, c'est peut-être notre vie nerveuse, toute notre vie organique.

Que personne ne s'étonne donc si depuis plus d'un demi-siècle, l'Allemagne, l'Amérique et la France interrogent, sous tous les rapports possibles, les étonnantes propriétés de l'électricité pour y surprendre l'un des plus puissants spécifiques de l'art de guérir.

De là, ces superbes appareils électriques qui, sous toutes les formes, ont ravi de surprise et d'admiration leurs premiers témoins, mais qui, dans la pratique, à cause, sans doute, des inconvénients de ces curieux instruments, sont tous restés fort au-dessous des espérances que la science médicale en avait conçues.

Aussi, la *Brosse électro-magnétique* n'a rien de commun et ne doit pas être confondue, ni avec la brosse volta-électrique, ni avec aucun appareil qui a pour but l'application immédiate de l'électricité dans le traitement des maladies.

Avec la *Brosse électro-magnétique*, on opère de vraies frictions, qui doivent seules dégager l'électricité et en faire parvenir les vertus curatives ou hygiéniques jusque dans les replis les plus intimes de l'organisme ; ici, par conséquent, jamais de malaise à supporter, rien de nuisible à redouter. Dans ces frictions, l'action radicalement modifiée des principes électro-magnétiques, vient s'ajouter au bien-être que procure tout exercice frictionnant, et ne sert qu'à en accroître les jouissances. C'est donc là une alliance sans peur, et d'autant plus digne d'attention qu'elle est, pour une foule d'infirmes, la source et le gage certain d'une guérison ou de soulagements introuvables trop souvent à d'autres conditions.

Je dis ce qui est sans la sotte idée de vouloir diminuer le mérite des chefs-d'œuvre d'autrui, ni de crier à personne: *Prenez mon ours !*

J'ai la conscience de pouvoir être utile, et en le publiant, j'ai le courage de mes convictions : que le public lise et qu'il juge.

Si la *Brosse électro-magnétique*, comme tout l'assure, continue à rendre à plus d'un affligé les grandes joies d'une bonne santé, mon ambition sera satisfaite et mes vœux comblés.

Manière d'employer la Brosse électro-magnétique

On commence à lotionner les parties du corps qu'on veut frictionner. Ces lotions se font avec un morceau de tissu de laine légèrement imbibé d'eau salée qui se prépare comme il suit:

Sel gris de cuisine, une cuillerée à soupe.
Eau ordinaire 8 id. id.

Quant aux frictions, il est très-important de les exécuter de haut en bas, par un va-et-vient continu; d'abord doucement, en augmentant graduellement de force et de vitesse, afin d'obtenir un dégagement d'électricité dans les plus fortes et les plus utiles proportions.

Chaque friction doit avoir une durée de 4 à 5 minutes, et être renouvelée, matin et soir, jusqu'à guérison de la maladie ou des affections dont on désire se délivrer.

Prix de la Brosse électro-magnétique

10 FRANCS

Écrire *franco*, avec un mandat sur la poste, à M. le docteur Th. DUMONT, rue Rochechouart, 84, à Paris.

AVIS IMPORTANT

Les malades qui nous consultent par correspondance, doivent répondre aux questions suivantes :

Age? Embonpoint ou maigreur?
Genre de vie? Nourriture habituelle?
Constipation ou Diarrhée?
Maladies antérieures?
Siége principal et symptômes de la maladie existante? Sa durée?

Notre cabinet de consultations est ouvert tous les jours, de midi à 5 heures, excepté les dimanches et jours de fête.

Rue Rochechouart, 84, à Paris

Imprimerie de L. TOINON et Cie, à Saint-Germain.

www.ingramcontent.com/pod-product-compliance
Ingram Content Group UK Ltd.
Pitfield, Milton Keynes, MK11 3LW, UK
UKHW020456220726
13923UKWH00006B/2571